HIGH CARB

Gesund, Roh und auf rein pflanzlicher Basis abnehmen:

Wie du ohne einen Kaloriendefizit langfristig schlank bleibst

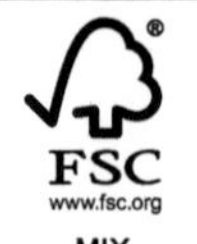
FSC
www.fsc.org
MIX
Papier aus verantwortungsvollen Quellen
Paper from responsible sources
FSC® C105338

High Carb

Gesund, Roh und auf rein pflanzlicher Basis abnehmen:

Wie du ohne einen Kaloriendefizit langfristig schlank bleibst

von Simon Rachor

Bibliografische Information der Deutschen Nationalbibliothek:

Die Deutsche Nationalbibliothek verzeichnet diese Publikation in der Deutschen Nationalbibliografie; detaillierte bibliografische Daten sind im Internet über http://dnb.dnb.de abrufbar.

Simon Rachor
Langgasse 17a
63920 Großheubach
Tel.: 015125622707

Layout / Satz: Philip Bräunig

Herstellung und Verlag: **BoD - Books on Demand, Norderstedt**

ISBN: 978-3-7494-3396-4

Inhalt

Einleitung

Kohlsuppendiät, Almased-Shakes, Trennkost, Hollywood-Diät, Atkins und die Low-Carb-Ernährungsweise - wer abnehmen möchte (seien es ein paar Kilos für den Urlaub oder mehr für eine Abnahme aus gesundheitlichen Gründen) muss sich durch einen Dschungel an Ratgebern und Ernährungsformen schlagen. An jeder Ecke schießen gefühlt wöchentlich neue Diäten und Tipps wie Pilze aus dem Boden, alle versprechen durchbrechenden Erfolg und viele verlorene Kilos in kurzer Zeit; diese sollen dann natürlich auch noch langfristig wegbleiben und nicht im Rahmen des gefürchteten Jo-Jo-Effekts nach wenigen Wochen wieder auf den Hüften kleben. Das Versprechen dieser verschiedenen Konzepte klingt verlockend, doch was steckt genau hinter diesen Diätmythen?

Welche Ernährungsweise ist gut für den Körper, hilft dadurch auch beim Verlieren von überschüssigen Kilos und schadet der Gesundheit nicht durch Eintönigkeit und zu viel oder zu wenig von etwas? Gibt es das überhaupt oder muss man erst viele Crash-Diäten ausprobieren, um die richtige Art und Weise für sich selbst zu finden?

Hier kannst Du beruhigt sein: Das ist nicht notwendig! Weder musst du alle möglichen Ernährungsformen ausprobieren, um die richtige für dich selbst zu finden, noch dich auf obskure

Vorgaben wie Kohlsuppe rund um die Uhr oder Mahlzeiten einlassen, die nur aus Shakes bestehen. Das - gar nicht so unlogische - Geheimnis lautet einfach nur: Ernähre Dich frisch, vegan (also auf rein pflanzlicher Basis) und habe bloß keine Angst vor gesunden Carbs in jeder Form! Es sind wichtige und bekömmliche Nährstoffe, die in unverarbeiteter Form in vielen Lebensmitteln vorkommen, die direkt aus der Natur bezogen werden, sodass sie gar nicht „schädlich“ oder „dickmachend“ sein können.

Kartoffeln, Naturreis, Quinoa, Amaranth, Linsen, Bohnen, Nüsse, leckere Früchte, und vieles mehr – die pflanzliche Auswahl an Produkten für eine gesunde Ernährungsform ist reichhaltig und groß.

Eine kohlenhydratreiche Ernährungsweise auf rein pflanzlicher und roher Basis - *was ist das eigentlich?*

Eine Lebensweise, die auf tierische Produkte verzichtet und sich auf die roh-veganen Lebensmittel konzentriert, ist nicht nur im Trend und immer beliebter, sondern ist auch gesund und gut für den Körper. Der Extrabonus: Durch den Verzicht auf Milch und daraus gewonnene Produkte, Eier und Fleisch jeder Art tust Du auch etwas Gutes für Umwelt und Tiere und trägst einen wichtigen Teil gegen Massentierhaltung und qualvolle Haltung bei. Denn dabei werden Rinder, Kühe, Hühner und Co auf engstem Raum gehalten, um sie für die Milch- Eier- und Fleischproduktion zu nutzen und wie Gegenstände statt Lebewesen zu behandeln. Doch hier soll es um den Aspekt der Ernährungsweise bei Veganismus gehen, deswegen konzentrieren wir uns darauf und führen die anderen Elemente nicht zu weit aus.

Sprechen wir zuerst davon, was Veganismus bedeutet und nicht, was dabei nicht verzehrt wird. Vegan bedeutet in erster Linie natürlich, frisch und pflanzlich. Fast-Food, Fertiggerichte und Co fallen so zum Großteil vor Vorneherein weg, da in ihnen so gut wie immer tierische Bestandteile enthalten sind. Daher ist eine Kost ohne tierische Produkte auch hervorragend dafür geeignet, zum frischen und gesunden Kochen anzuregen. Damit kannst Du übrigens auch am allerbesten abnehmen, denn: Nur Du entscheidest, was in Dein Essen kommt; so haben ungesunde Fette, ein Übermaß an Industriezucker und Konservierungsstoffe keine Chance.

Eins ist wichtig: Bei HighCarb-Roh-Vegan handelt es sich um eine Ernährungsform, die keine Diät ist, sondern einen dauerhaften Lebensstil darstellt. Diäten und kurzfristige Umstellungen haben auch genau diese Ergebnisse: Sie sind nur von kurzer Dauer und können nicht auf lange Sicht gehalten werden.

Wenn Du bisher Mischköstler warst und auch gerne Fleisch gegessen hast, musst Du jedoch keine Angst haben: Mit etwas Geduld und Neugier kannst Du alles Wichtige herausfinden, um mit roher HighCarb-Ernährungsweise auf rein pflanzlicher Basis schlank zu werden und vor allem, es auch zu bleiben.

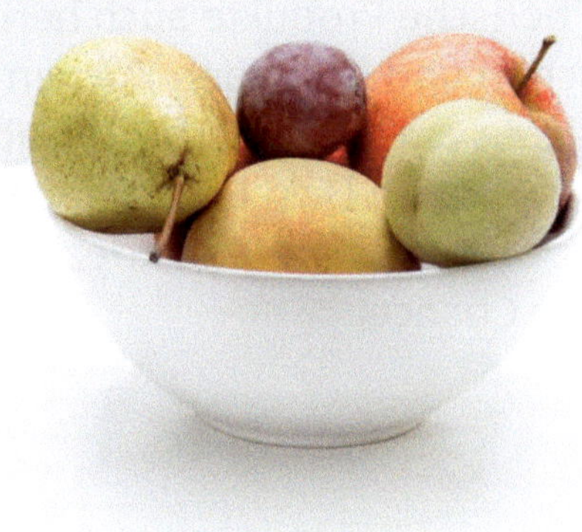

Eine kohlenhydratreiche Ernährungsweise auf pflanzlicher Basis
- *welche Benefits bringt das Dir?*

Rohveganismus ist für manche – trotz erbrachter Beweise für seinen Erfolg und seine Bekömmlichkeit – eine Ernährungsform, bei der angeblich „man nicht satt wird“, „Mängel an wichtigen Nährstoffen bekommt“ oder „gar nichts Leckeres essen darf“. Das alles wird in diesem Text widerlegt, denn zum Thema Rezepte findest Du in den nächsten Absätzen einige Ideen, damit Du die Gerichte Deines ganzen Tages **roh-vegan und HighCarb** gestalten kannst! Es gibt Rezepte für das Frühstück, das Mittagessen und das Abendessen, die Du mit HighCarb-Lebensmitteln ganz nach Belieben abwandeln kannst. So kann Deine Ernährungsform nachhaltig gehalten werden und die überflüssigen Kilos können purzeln, denn die Rezepte haben eine geringe Energiedichte und sind damit garantiert zum Sattessen geeignet. Fakt ist: Heute werden von uns viel zu viele tierische Produkte verzehrt, nicht nur in Deutschland, sondern in vielen Ländern der Welt. Gemüse, Obst, kohlenhydratreiche Hülsenfrüchte und andere wertvolle Lebensmittel kommen dabei zu kurz oder werden in frittierter bzw. erhitzter Form gegessen, was alle Nährstoffe erheblich mindert oder abtötet. Pflanzliche Lebensmittel enthalten alle wichtigen Nährstoffe, Vitamine, Mineralien und Spurenelemente, die der menschliche Körper braucht, um gesund und leistungsstark zu bleiben. Vitamin C, Magnesium, Kalzium, Eisen, Vitamin B, gesunde Fette, u.v.m. – es gibt kaum einen Nährstoff, der nicht durch kohlenhydratreiche und rein pflanzliche Quellen gedeckt werden kann!

High Carb, roh und vegan - *was bedeutet das für das Essen im Alltag?*

Wie bereits erwähnt geht es bei dieser Art der Lebensweise vor allem um frisches und gesundes Kochen, dabei purzeln die Pfunde beinahe von alleine.

Hier ist eine kleine Liste von den Lebensmitteln, die bei einer pflanzlichen HighCarb-Ernährungsform verwendet werden können:

- Hülsenfrüchte aller Art (Linsen, Bohnen, Quinoa, Reis, etc.)
- Getreidesorten (Weizen, Buchweizen, Amaranth, u.v.m.)
- Obst (die ganze bunte Vielfalt, von Zitrusfrüchten über Beeren bis hin zu Äpfeln und Papayas, auch Trockenfrüchte wie Datteln sind gern gesehen)
- alle Sorten von Gemüse (Kartoffeln, Möhren, Kohlsorten, Salate, Tomaten, etc.)
- Öle (Sonnenblumen- Oliven- Nussöl, je nach Geschmack und Gericht)
- Nüsse (ein leckerer Snack und die Basis für vollmundige HighCarb-geeignete Mehle, wie z. B. Mandelmehl)

Diese Liste sieht vielleicht auf den ersten Blick klein aus, aber es gibt eine riesige Menge an pflanzlichen Lebensmitteln, die perfekt für vegan-HighCarb geeignet sind und damit Deinen neuen Lebensstil bereichern. Allein die Gruppen Obst und Hülsenfrüchte enthalten jeweils Dutzende Produkte, die Du verzehren darfst und aus denen sich auch ohne komplizierte Rezepte oder eine große Menge an Zusatzprodukten leckere Mahlzeiten zubereiten lassen.

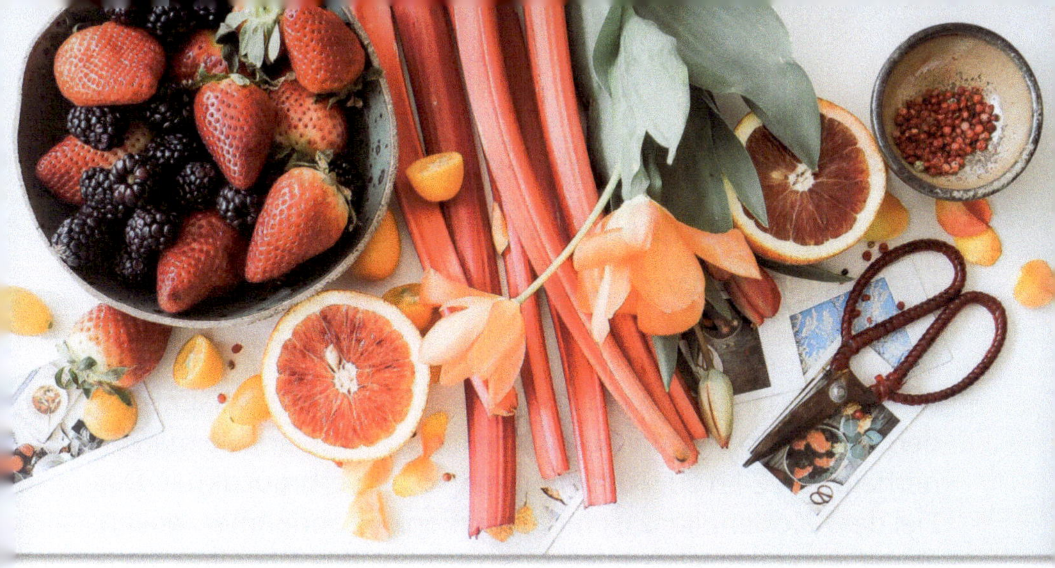

High-Carb-Vegan-Roh - *kann ich damit wirklich auf lange Sicht hin abnehmen*?

Jetzt weißt Du schon das wichtigste über diese Ernährungsweise, aber Du möchtest natürlich auch wissen, ob Du mit HC auch wirklich überflüssige Kilos loswerden kannst. Die Antwort ist auf jeden Fall: Ja. Denn: Es kommt beim Abnehmen nicht auf eine dogmatische Ernährungsweise an, wie sie zum Beispiel in LowCarb oder Atkins promotet wird, sondern auf die Dichte der Kalorien und Deinen eigenen Livestyle. Für den Gewichtsverlust sind nämlich mehrere Faktoren von Bedeutung, die sich nicht nur direkt auf die Ernährungsweise beziehen, der man folgt.

Was bedeuten Kaloriendichte und Kalorienbilanz und warum sind diese Begriffe so wichtig fürs Abnehmen?

Die Dichte der Kalorien ist eng mit dem Begriff "Kalorienbilanz" verbunden. Diese gibt am Ende eines Tages das Verhältnis für den Verbrauch und die Aufnahme der Kalorien an, die man innerhalb von 24 h zu sich genommen oder verbraucht hat. Das Ziel der Kalorienbilanz ist für Menschen, die abnehmen wollen, einen negativen Abschluss zu erreichen. Wie bei einer Bank solltest Du für Gewichtsverlust mehr Energie verbrauchen, also du zu dir genommen (also gegessen) hast. Dann entsteht ein Kaloriendefizit und Dein Körper geht an die Fettreserven, die er an Bauch, Po, Hüfte und Co angelagert hat, um für schlechte Zeiten gewappnet zu sein. Im Prinzip war das früher eine sehr gute Strategie, um auch in Zeiten des Hungers zu überleben. Doch wenn man heute darüber nachdenkt, wann man das letzte Mal wirklich Hunger gelitten hat, dürfte den meisten nicht einmal einfallen, wann das zuletzt gewesen sein soll. In den Industrieländern wie Deutschland leben die Menschen sicher und komfortabel, daher brechen nie Nahrungskrisen aus und es werden keine Lebensmittel knapp.

Der Körper ist sich dessen jedoch nicht bewusst und legt aus allen aufgenommenen Kalorien, die nicht verbraucht wurden, ein Notfallpolster an, um für schlechte Zeiten eine Reserve zu haben. Diese schlechten Zeiten brechen heute jedoch nicht mehr wirklich an, deswegen geht es den Speckvorräten an den Kragen - und das ganz einfach mit einer negativen Kalorienbilanz.

Die Kaloriendichte ist ein Konzept, das ein klein wenig Mathematik braucht: Es gibt an, wie viele Kalorien ein Gramm eines Lebensmittels hat. Das kann für Dich gerade ein wenig kompliziert klingen, ist es aber gar nicht. Konkret beschrieben hilft Dir die Dichte der Kalorien dabei genau zu erkennen, welche Produkte viel Energie (= Kalorien) enthalten und welche eher weniger. Auf jeder Packung und auf jedem Glas muss der Hersteller angeben, wie viele Kalorien, Fette, Zucker, etc. in dem betreffenden Produkt enthalten sind. Du teilst dann eine Gewichtseinheit (am einfachsten sind 100 Gramm) durch die angegebene Kalorienzahl.

Wenn Du das in Erfahrung gebracht hast, setzt Du vermehrt auf die Lebensmittel, die eine geringere Dichte haben, da Du von diesen mehr essen kannst, ohne zu viele Kalorien aufzunehmen. So geht Abnehmen ziemlich vereinfacht ohne großes Zusammenzählen, Addieren und Subtrahieren, da Du die Dichte der Kalorien für deine oft gegessenen Gerichte schnell im Kopf haben wirst.

Damit es anschaulicher wird, siehst Du hier einige Beispiele.

1. Nutella:

Auf den Gläsern gibt der Hersteller an, dass Nutella pro 100 Gramm 540 Kalorien hat (by the way: Das ist ziemlich viel!). Wenn Du nun die ED ausrechnen möchtest, teilst du 540 durch 100 und erhältst 5,4.

Die Zahl wird also einfach zwei Kommastellen nach links verschoben bzw. die Null verschwindet.

2. Äpfel:

Ein Apfel hat - je nach Sorte und Reifungsgrad - ca. 50 Kalorien pro 100 Gramm. Für die ED schiebst Du nun wieder die Kommastelle um zwei Dezimalen nach links und erhältst 0,5. Das heißt, dass Äpfel nicht mal ein Achtel der Kalorien von Nutella haben!

3. Reis:

Gekochter Naturreis nimmt viel Flüssigkeit auf und hat daher weniger Kalorien, als auf der Packung des Reises selbst angegeben wird. Insgesamt nimmt so ein Reiskorn ungefähr das 1,5-fache seines Gewichts nochmal an Kochwasser auf, da es aufquillt. Deswegen hat gekochter Reis 110 Kalorien pro 100 Gramm - das ist eine ED von 1,1. Damit liegt Reis im guten grünen Mittelfeld, wenn man es mit wahren ungesunden Fettbomben wie Nutella, Wurst oder Fast-Food vergleicht, die zudem noch eine Menge an tierischen Produkten enthalten!

Dein eigener Livestyle - *was ist noch wichtig um gesund und kohlenhydratreich abzunehmen?*

Da HC-Vegan-Roh zu einem Lebensstil werden soll und nicht nur für eine kurzfristige Umstellung gedacht ist, gehört wie zu jedem gesunder Lebensweise Sport dazu.

Sport ist nicht nur nützlich, um zusätzliche Kalorien durch Laufen, Schwimmen oder Walken zu verbrennen, sondern ist auch enorm wichtig für Dein Wohlbefinden und Deine Gesundheit.

Unabhängig von zusätzlich verbrannten Kalorien tut sportliche Betätigung Gutes für das gesamte Herz-Kreislauf-System und stärkt es nachhaltig. Das bedeutet, dass Dein Herz stärker wird, besser mit Belastungen zurechtkommt und du fitter wirst.

Natürlich verbessert sich auch deine Kondition und Ausdauer durch regelmäßige Workouts und Betätigung, das schnelle Laufen zum Bus oder Treppensteigen ist gar kein Problem mehr.

Abgesehen von körperlicher Bewegung ist noch ein Element sehr wichtig für gesundes Abnehmen, denn ohne geht es einfach nicht. Die Rede ist von ausreichend Schlaf.

Nun wirst Du vielleicht denken, dass das so wichtig nicht sein kann, schließlich schläft jeder mal mehr oder weniger und man kann ja nicht zunehmen, ohne die entsprechenden Kalorien aufgenommen zu haben oder (siehe Konzept Kalorien- Energiedichte)?

Dann liegst Du allerdings falsch, denn ausreichender und guter Schlaf ist unabdingbar für gesundes und nachhaltiges Abnehmen. Einige Studien ergaben bereits, dass eine zu geringe Schlafmenge über eine gewisse Zeit hinweg nicht nur die Leistung und Konzentration senkt, sondern auch den Abbau von Fett hemmt. Der Grund ist, dass nachts der Körper in den Zustand der Fettverbrennung eintritt. Alle Funktionen werden beim Schlafen automatisch heruntergefahren, so kann der Organismus ganz ungestört an den Abbau gehen und noch andere wichtige Regenerationsprozesse in Gang setzen.

Normalerweise sollte ein Erwachsener pro Nacht auf 7 - 8 Stunden kommen, wird das über Wochen hinweg unterschritten, zeigen sich schon die ersten negativen Auswirkungen. Tatsächlich nahmen die Probanden der Studien, die wenig schliefen, mehr zu oder deutlich schwerer ab als die Vergleichsgruppe, in der die Personen ausgeruht genug waren.

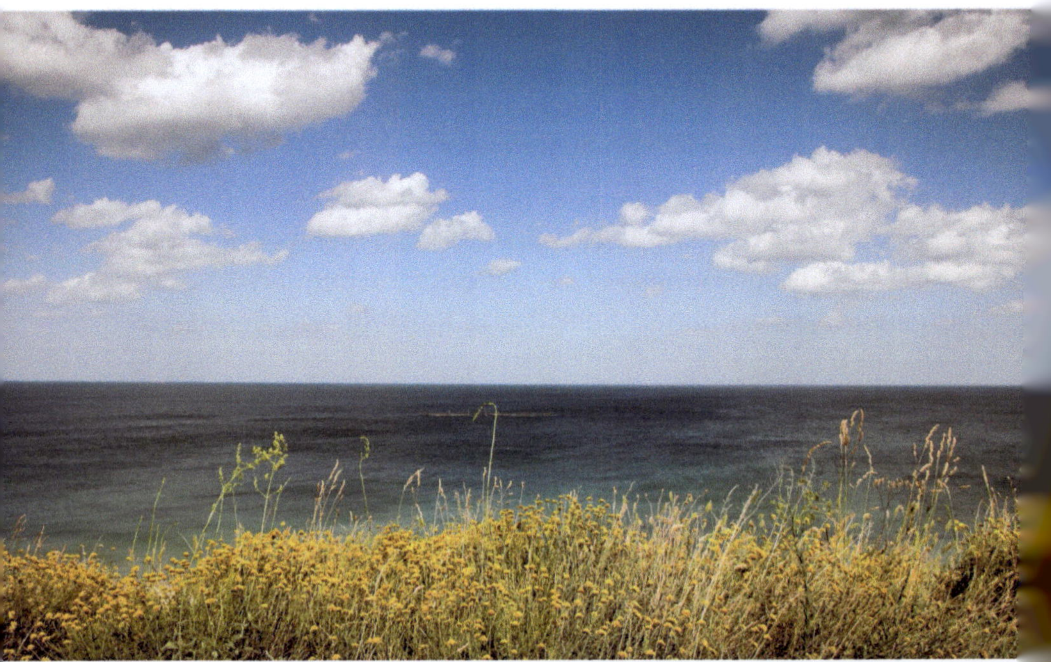

Auf was kommt es bei einer gesunden Ernährungsform also wirklich an, wenn man abnehmen möchte?

Es ist ganz einfach: Es kommt nicht darauf an wie viel man isst, sondern was man isst. Anders gesagt: Wenn man von den *richtigen* Dingen (Obst, Gemüse, Hülsenfrüchte, Öl, etc.) viel isst und dabei auch gut satt wird, ist das gesund und hilft beim Schmelzen von Übergewicht. Wenn man jedoch von den falschen Dingen viel isst, kommen die Kilos schnell drauf, zudem fühlt man sich einfach schlechter, ist viel weniger leistungsfähig und kann sogar gesundheitliche Folgen spüren. Dazu erfährst Du mehr im nächsten Kapitel, das von LowCarb handelt und warum das alles andere als gut für den Körper ist.

Du solltest dich also überwiegend von Dingen ernähren, die einige geringe Dichte an Kalorien haben, das sind nun einmal vorwiegend Kohlenhydrate. Bei einer Ernährungsweise im Rahmen von HighCarb-Vegan-Roh kannst Du von allem viel zu Dir nehmen und Dich auf jeden Fall sattessen, da es die richtigen Lebensmittel sind.

Die folgenden Beispiele zeigen dir, warum die Kalorien- Energiedichte so wichtig ist und warum diese bei HighCarb-Essen auf rein pflanzlicher Basis so gut wie immer im Gleichgewicht ist:

1. Rohkostsalat

Salate sind frisch, knackig und gesund und mit der richtigen Ergänzung aus leckeren Ölen und Nüssen die perfekte Maßnahme um abzunehmen. Sie bestehen meistens aus geraspelten Karotten und/ oder Brokkoli, Sprossen, Kohlrabi, Paprika und Co. Bei diesen Gemüsesorten liegt die ED zwischen 0,1 und 0,5, da Gemüse sehr viel Wasser enthält, was bekanntlich keine Kalorien enthält. Damit kannst Du Deinen Magen füllen, ohne viel Kalorien auf Fett und Proteine zu verschwenden. Außerdem nimmt Dein Organismus dabei viele Vitamine, Mineralien und - je nach Topping - pflanzliches Eisen und Magnesium auf.

Rechnen wir einmal den Kaloriendurchschnitt eines solchen Salats aus. Paprika liegt bei ca. 40 Kalorien pro 100 Gramm, Karotten bei 41, Brokkoli bei 34 und Sprossen wie Keimlinge oder Mungo-Bohnen bei ca. 35 Kalorien pro 100 Gramm. Addiert man die Dichte der Kalorien dieser Produkte, kommt man auf einen Durchschnitt von etwa 37 Kalorien pro 100 Gramm - das ist fantastisch!

2. Porridge mit Hafermilch

Porridge ist ein beliebtes Frühstück und auf dem Vormarsch. Es ist gesund, dank pflanzlicher Milchsorten (Hafer, Reis, Mandel, etc.) sehr gut ohne tierische Milch genießbar und kann überall hin mitgenommen werden. Wenn man von einer Kombination aus ungesüßter Mandelmilch (13 Kalorien / 100 g), Haferflocken (360 Kalorien / 100 g) und Sojajoghurt (90 Kalorien/ 100 g) ausgeht, ergibt sich eine durchschnittliche Energie- bzw. Kaloriendichte von nur ca. 90 Kalorien pro 100 Gramm! Zwar haben Haferflocken relativ viele Kalorien, etwa im Vergleich zu Reis oder Gemüse, man nimmt jedoch für ein Porridge viel mehr pflanzliche Milch und Joghurt, die wiederum kalorienarm sind und es so ausgleichen. Hier kannst Du Dir also beruhigt eine ordentliche zweite Portion erlauben.

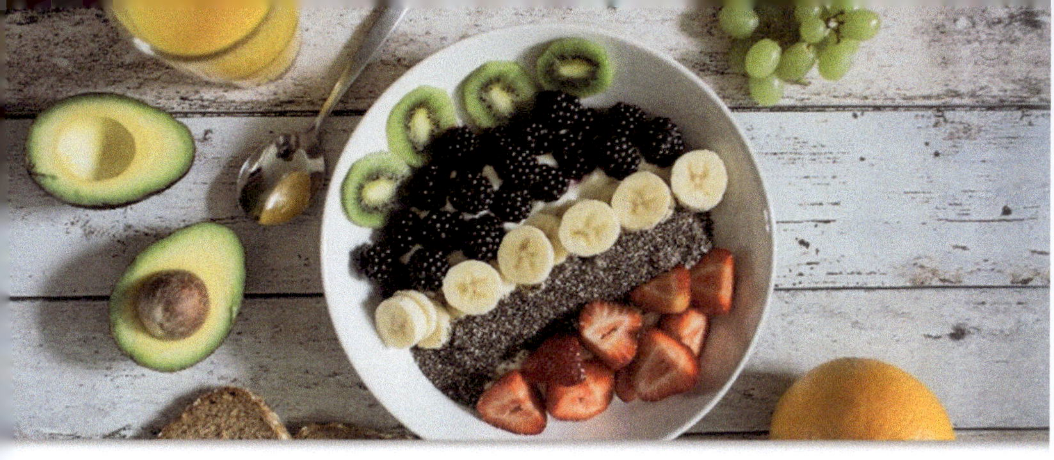

Geeignete Rezepte für das Konzept High-Carb-Roh-Vegan

Um es Dir zu erleichtern, gibt es an dieser Stelle eine kleine Rezeptsammlung an geeigneten Rezepten, die rein pflanzlich, und damit für eine gesunde und kohlenhydratreiche Ernährung bestens geeignet sind. Sie sind eingeteilt in die Kategorien Frühstück, Mittagessen und Abendessen und ermöglichen Dir so einen Einblick in ein leckeres Tagesmenü, das nicht nur gesund, sondern auch für die Gewichtsabnahme geeignet ist.

1. Das Frühstück

Klassisch: Roh-veganes Müsli mit frischem Obst und Nüssen

Dieses Müsli ist ein Klassiker im neuen gesunden Gewand und verschafft Dir einen guten Start in den Tag. Bei Bedarf kannst Du es auch einfach auf die Arbeit, einen Spaziergang oder in die Vorlesung mitnehmen, da es sich gut vorbereiten lässt. Es sättigt dank der ungesättigten Fettsäuren der Nüsse und Samen, ergänzt wird das durch den fruchtigen Geschmack des Obstes, das Du übrigens je nach Saison und nach Geschmack ersetzen kannst.

Zutaten (für 2 Portionen):

- *zwei große Äpfel, süß-säuerlich*
- *3 mittlere Bananen*
- *50 Gramm Erdmandeln, gesplittert oder gemahlen*
- *40 Gramm Buchweizenkeimlinge, getrocknet*
- *2 EL Mandelmus (achte auf Rohkostqualität)*
- *1/2 TL Kardamom*
- *1/2 TL Zimt*
- *2 EL frischgepresster Zitronensaft*

Zubereitung:

Zuerst reibst Du die beiden Äpfel samt Schale fein, bis das Fruchtfleisch aufgebraucht ist. Dann zerteilst Du die Bananen je nach Gusto in Scheiben oder zerdrückst sie mit einer Gabel, dann wird das Obst mit dem Zitronensaft gemischt. Dieser enthält übrigens viel wertvolles Vitamin C, deswegen unbedingt die selbstgepresste Variante nehmen, diese ist garantiert unverarbeitet.

Nun teilst Du die Keimlinge des Buchweizens sowie die Erdmandeln gleichmäßig auf zwei Schüssel auf und mischt das Mandelmus zu gleichen Teilen dazu. Dann werden Zimt und Kardamom hinzugefügt, alles umgerührt und zuletzt das Obst untergerührt. Wenn Du alles noch etwa 5 Minuten quellen lässt, verteilt sich der Geschmack der Äpfel und Bananen optimal.

Alt und gleichzeitig neu: Selbstgemachtes Rohkost-Nutella

Nutella ist ein beliebter Klassiker beim Frühstück für Kinder und Erwachsene - leider jedoch so gar nicht gesund, da eine Menge weißer Industriezucker, tierische und gehärtete Fette sowie Konservierungsstoffe darin verarbeitet sind. Dieses roh-vegane Nutella ist jedoch allen Ansprüchen gewachsen, siehe selbst.

Zutaten (für eine kleine Schüssel):

- *80 Gramm Haselnuss-Mus (achte auf Rohkostqualität)*
- *50 Gramm Kakaopulver, roh*
- *80 Gramm Kokosblütenzucker (alternativ: Xucker oder Birkenzucker)*
- *50 Gramm Kokosöl, geschmolzen oder auf Zimmertemperatur*
- *90 Gramm Keimlinge des Buchweizens (alternativ: Amaranth)*

Zubereitung:

Zuerst wird der Buchweizen oder das Amaranth mit Sprudelwasser(ungefähr 80 ml) eingeweicht, das dauert etwa 10 Minuten. Dann wird das Getreide gleichmäßig zerkleinert, sodass eine zähe Paste entsteht, falls Dir das Ganze zu klumpig erscheint, kannst Du noch etwas Sprudelwasser dazufügen. Dann mahlst Du den Kokosblüten- oder Birkenzucker fein und rührst ihn in die Getreidepaste ein. Nun nur noch die restlichen Zutaten dazugeben, sehr gut vermischen und bei Bedarf noch etwas nachsüßen (die Süße hängt auch von der individuellen Beschaffenheit des Kakaopulvers ab). Es sollte nun eine Creme entstanden sein, die glatt und frei von Klumpen ist; am besten lagerst Du sie etwa 2 Stunden im Kühlschrank, bis der Geschmack voll entwickelt ist. Das roh-vegane Nutella schmeckt gut zu Früchten wie Kochbanane oder zu selbstgemachtem roh-veganem Brot!

2. Das Mittagessen

Asiatisch & frisch: Rohkost-Salat à la Bangkok mit Sprossen und Zitronensaft-Dressing

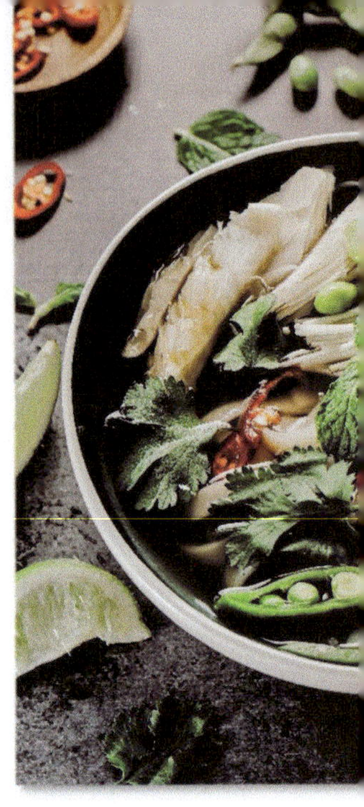

<u>Zutaten (für etwa 2 Portionen):</u>

- 200 Gramm Rotkraut
- 100 Gramm Weißkraut (alternativ: Chinakohl)
- 2 mittlere bis kleine Paprika, rot oder gelb
- 2 große Möhren (hier besonders auf die Bio-Qualität achten)
- 1 Bund Frühlingszwiebeln
- 80 Gramm Sprossen (z. B. Mungobohnen)

<u>Für das Dressing:</u>

- 1 Knoblauchzehe
- 1 EL Reisessig
- 1 EL Ahornsirup (alternativ: Kokosblütenzucker, gemahlen)
- 2 EL Mandelmus oder Erdnussmus (in Rohkostqualität)
- 1/2 Knolle Ingwer
- 3 EL Sprudelwasser
- 1 EL Sojasauce (in Rohkostqualität)
- 2 EL Limettensaft
- 2 EL Zitronensaft (am besten frisch gepresst)
- 4 EL Sesamöl (alternativ: Walnussöl)
- 1 EL Sesampaste

Zubereitung:

Trotz der vielen Zutaten ist der Salat schnell und einfach vorbereitet, eine Portion kann gut über mehrere Stunden hinweg aufbewahrt werden.

Zuerst müssen der Kohl, die Paprika sowie die Karotten geputzt, bei Bedarf geschält und in dünne Scheiben gehobelt werden. Bei Bio-Karotten kann die vitaminreiche Schale ruhig mitgegessen werden. Dann werden die Frühlingszwiebeln in feine Ringe geschnitten, die Knoblauchzehe zerquetscht und der Ingwer fein zermahlen.

Das Dressing wird auf sehr einfache Art und Weise zubereitet:
Vermische alle Flüssigkeiten gut miteinander, vermenge sie mit einem Schneebesen und rühre dann langsam die Sesampaste sowie das Nuss-Mus ein, damit alles eine homogene Masse ergibt. Für einen noch süßeren Touch kannst Du noch etwas Ahornsirup oder Birken- bzw. Kokosblütenzucker hinzufügen und es abschmecken. Das Dressing muss etwa 5 Minuten durchziehen, dann wird es auf dem Salat verteilt. Zum Schluss werden die Mungobohnen-Sprossen als Topping aufgestreut, auch gehackte Mandeln oder Erdnüsse eignen sich gut für ein etwas knackigeres Gefühl und verstärken den asiatischen Geschmack.

3. Das Abendessen

Für das Abendessen darf es ruhig etwas Warmes sein: (natürlich können Mittag- und Abendessen auch miteinander vertauscht werden) Würziger Blumenkohl auf indische Art

<u>Zutaten (für etwa 4 Portionen):</u>

- 1 mittlere bis großer Blumenkohl (etwa 700 Gramm)
- 1 große Paprika, gelb
- 2 Selleriestangen
- 200 Gramm Tomaten (die kleinen sind am aromatischsten)
- 1 große Aubergine
- 1/2 Bund Schnittlauch
- 1/4 Bund Koriander (kann auch durch Petersilie ersetzt werden)

<u>Für die Sauce:</u>

- 5 EL Erdnussmus (Rohkostqualität)
- 1/2 Zitrone (oder frisch gepresster Limettensaft)
- 4 EL Sesamöl (alternativ: Erdnussöl)
- 1 TL Curry
- 1 TL Kurkuma
- 1 TL Kreuzkümmel, gemahlen
- 1 TL Curry
- 1 Knoblauchzehe
- 1 EL geriebener Ingwer
- 2 TL Ahornsirup
- 5 EL Sprudelwasser
- Salz und Pfeffer nach Geschmack

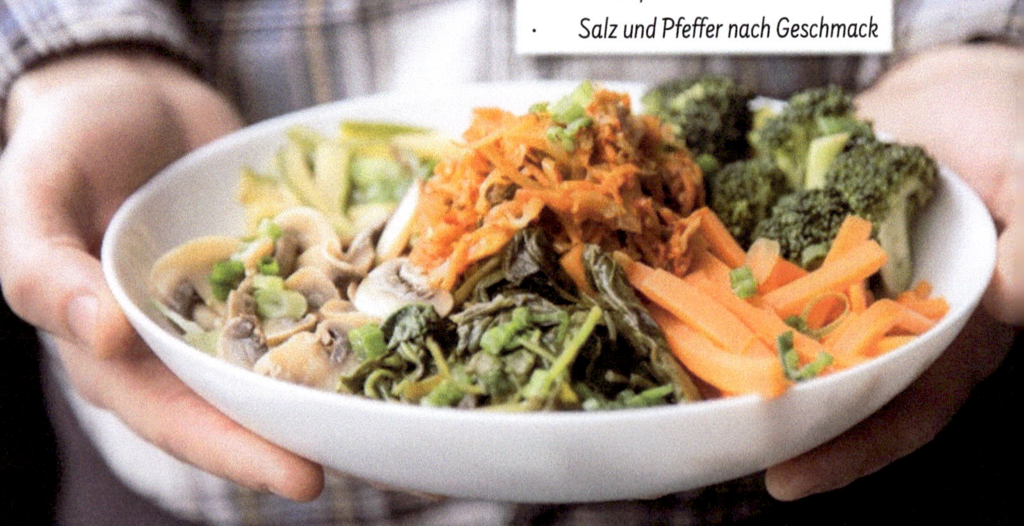

Zubereitung:

Blumenkohl ist sehr gesund, hat wenige Kalorien (nur etwa 15 auf 100 Gramm) und ist damit ein wahrer Schlankmacher, der zudem Magnesium, Vitamine und Kalium mitbringt. Das alles ist wichtig, damit Du Dich leistungsstark und fit fühlst und keine Mangelernährung auftritt.

Zuerst wird der Blumenkohl gesäubert und in kleine Stückchen zerteilt, am besten geht das, wenn Du die kleinen Röschen einzeln abbrichst. Dann breitest Du die Blumenkohlstückchen in einer großen Auflaufform aus und bereitest die Sauce zu. Hierfür musst Du nur Knoblauch und Ingwer schälen, fein zerdrücken und mit den restlichen Flüssigkeiten und Gewürzen vermengen, sodass keine Klumpen mehr vorhanden sind. Dann verteilst Du die Sauce auf dem Blumenkohl, rührst kräftig um und "massierst" dann die Marinade in das Gemüse ein. Nun werden Aubergine, Tomaten, Koriander und Paprika ebenfalls geputzt, in mundgerechte Stücke zerteilt und in der Auflaufform untergemischt. Der Koriander hat einen intensiven Geschmack, wenn Du diesen nicht magst, kannst Du ihn ohne Probleme mit einem anderen Kraut ersetzen.

Das Ganze wandert jetzt in einem geeigneten Gefäß für etwa 7 Stunden in das Dörrgerät, welches den Blumenkohl **ohne** ihn zu erhitzen erweichen lässt, sodass er gut bekömmlich wird und Du ihn besser kauen kannst. Nach Ablauf dieser Zeit verrührst Du noch einmal alles mit einem großen Löffel, je nach Geschmack kannst Du ein paar Nüsse oder Getreidesamen als Topping auf das Gericht geben und den restlichen Schnittlauch und / oder Koriander obenauf streuen. Guten Appetit!

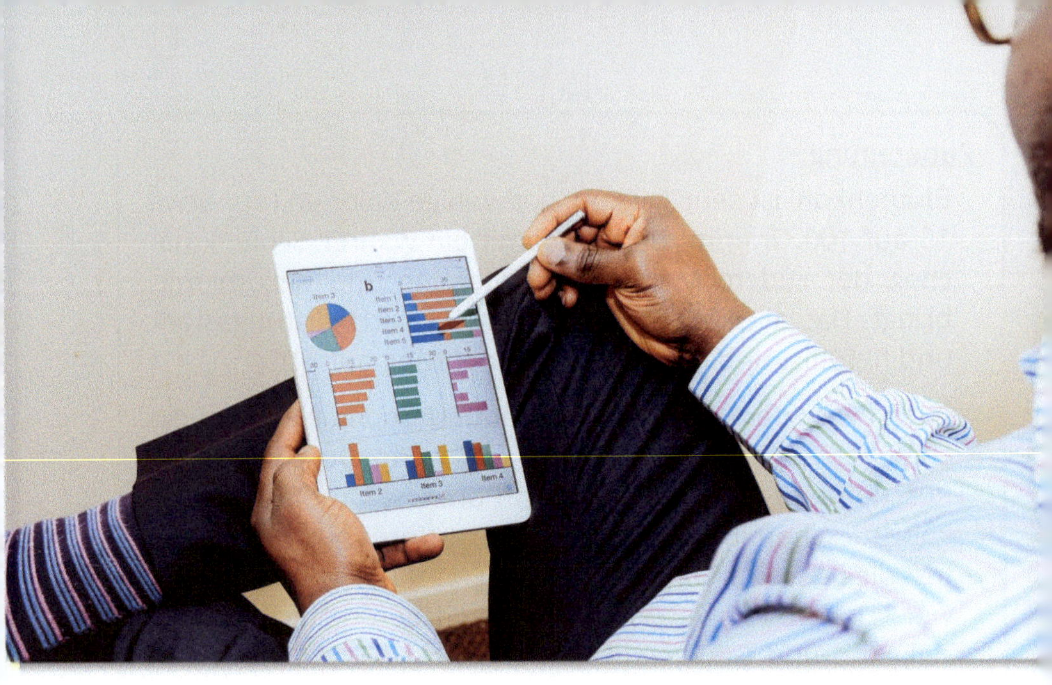

Warum ist die bekannte „Low Carb Diät“ auf keinen Fall besser als eine kohlenhydratreiche Ernährungsform ohne tierische Produkte?

Die sogenannte Low-Carb Lebensweise, bei der man weitestgehend auf Kohlenhydrate verzichtet, ist stark im Trend. Seit Jahren bereits empfehlen Fitness-Trainer, Fitness-Models und Sportler die sehr eiweißlastige und fleischreiche Ernährungsweise als optimal für Leistung und Gesundheit. Viele Menschen sagen außerdem, dass sie dank des Verzichts auf Brot, Reis und Co abgenommen hätten und das in wenig Zeit und ohne große Mühe. Doch ist diese Ernährungsweise wirklich förderlich für die Gesundheit und kann man damit auf lange Sicht hin gut und nachhaltig Gewicht verlieren?

Die Antwort ist: Auf kurze Zeit können Kilos purzeln, das ist allerdings vor allem Wasser, was aus dem Körper geschwemmt wird.

Studien ergaben, dass eine stark auf Eiweiß basierende Ernährung auf lange Sicht hin nicht so erfolgreich bleibt, wie es am Anfang den Anschein haben mag. Bei den Vergleichsgruppen der amerikanischen *ARIC-Studie* ("Atherosclerosis Risk in Communities Study") oder PURE-Studie ("Prospective Urban Rural Epidemiology") kam heraus, dass nach etwa 12 Monaten das Gewicht der Teilnehmer, die LowCarb praktizierten, sich wieder stark dem Gewicht der Andersessenden angenähert hatte. Zudem kam die PURE-Studie zu dem Schluss, dass LowCarb-Ernährung die Lebensdauer sogar mehrheitlich verkürzt. Die Studien liefen über einen längeren Zeitraum hinweg, sodass profunde Aussagen zu den Auswirkungen und Konsequenzen einer eiweißreichen und kohlenhydratarmen Ernährungsform möglich waren.

Fast alle Studien, die davor der LowCarb-Ernährungsweise einen ungefährlichen und effektiven Ablauf bescheinigt hatten, waren hingegen auf eher kurze Zeit ausgelegt. Das sind im Großen und Ganzen keine schönen Aussichten für einen nachhaltigen und gesunden Gewichtsverlust, oder?

Was sind die Gefahren für die Gesundheit bei Low Carb?

Diese Ernährungsweise ist nicht nur langfristig ineffizient für alle, die wirklich abspecken wollen, sondern hat auch noch negative Folgen für die Gesundheit. Da viel Fleisch, Fisch sowie tierische Eiweiße in Form von Milchprodukten und Co verzehrt werden, lagern sich Stoffe aus diesen Produkten im Körper an.

Die sogenannte Arteriosklerose kann bei einer extremen Low-Carb-Ernährung mit größerer Wahrscheinlichkeit auftreten und schädigt die Blutgefäße des Körpers nachhaltig. Wie passiert das? Ganz einfach: Die vielen Fette in den tierischen Lebensmitteln und das Cholesterin lagert sich an den Innenwänden der Arterien ab, daher stammt auch der Name. Es können nach Monaten und Jahren regelrechte Fettstreifen entstehen, die sich immer mehr vergrößern.

Durch diese Ablagerungen werden die Durchgänge in den Gefäßen langsam immer enger, das hindert das Blut am normalen Durchfließen, welches jedoch lebenswichtig für den Organismus ist. Denn das Blut transportiert Sauerstoff in jede Zelle des gesamten Körpers, also auch in die Organe und das Gehirn. Im Lauf der Zeit bilden sich bei Arteriosklerose Blutgerinnsel, die die Blutgefäße verstopfen, so einen Blutstau auslösen und damit Herzinfarkte, Hirnschläge oder Schlaganfälle hervorrufen.

Ernste Mängel an Vitaminen und Spurenelementen

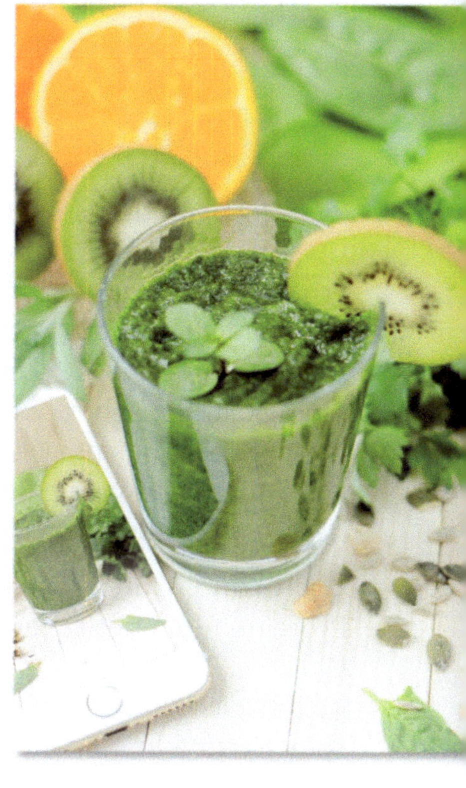

Doch Ablagerungen an den Arterien und Blutgefäßen sowie ein stark erhöhtes Risiko für Herzinfarkte und Schlaganfälle sind nicht die einzigen negativen Auswirkungen dieser Lebensweise. Da man auf viele wertvolle frische Lebensmittel aus dem Obst- und Gemüsebereich verzichtet, können schnell Vitaminmangel und eine Knappheit an Spurenelementen auftreten.

Eigentlich kein Wunder, denn: Bei einem Verzicht auf Obst entgehen einem gleichzeitig wichtige Stoffe wie Vitamin C, Vitamin B und Magnesium. Ein Beispiel für wertvolle Quellen an Vitamin C sind Orangen, Kiwis, Mangos und andere Zitrusfrüchte - diese sind jedoch tabu bei der LowCarb-Ernährungsweise. Auch Hülsenfrüchte und Kartoffeln enthalten sehr viele wertvolle Spurenelemente, wie beispielsweise Magnesium, Kalium, Kalzium und Phosphor - es ist nicht leicht bis fast unmöglich, diese Elemente bei der LowCarb-Ernährungsweise auf natürliche Art und Weise zu ersetzen. Da bleibt beinahe nur der Griff zu Nahrungsergänzungsmitteln und extra Vitaminpillen, das sollte bei einer gesunden und nachhaltig erfolgreichen Lebensweise aber eigentlich nicht notwendig sein.

Warum fühlen sich viele Low-Carbler trotz ihrer als gesund empfundenen Ernährungsform nicht gut?

Viele sind auf den Zug aufgesprungen, als der Trend aus den USA ankam. Das Versprechen der sehr eiweiß- bzw. fettreichen Ernährungsform ist eigentlich, dass man sich fit und vital fühlt, durch Verzicht auf Stärke und Zucker schnell abnimmt und damit dem Körper nur Gutes tut. Sehr viele berichten jedoch über Müdigkeit, Konzentrationsschwäche, mangelnden Antrieb, geringere Leistungsfähigkeit ... Kurzum: Die Ernährungsform, die auf Protein und wenig Carbs basiert, machte sie weder dauerhaft schlank noch leistungsstark.

Der Grund: Durch die wenigen Carbs und das Übermaß an Proteinen und tierischen Fetten fehlt dem Körper schlichtweg Glukose. Diese wird aus Nahrungsmitteln gebildet, die kohlenhydratreich sind, im Vegan-HighCarb Bereich sind das zum Beispiel Kartoffeln, Bananen, Kirschen, etc. Glukose ist essentiell für Deinen Organismus, damit er gut funktionieren kann und Du dich wach und stark fühlst, es ist gewissermaßen ein „Brennstoff". Das Organ, das am meisten Glukose braucht, ist auch gleichzeitig unser wichtigstes, nämlich das Gehirn. Fehlt dieser Stoff in Deiner täglichen Ernährungsweise, erlebt Dein Körper einen Mangel an Glukose und fährt als Folge mit der Leistung des Gehirns herunter, da nicht genug vom "Antriebsstoff" zur Verfügung steht. Die Folgen sind - wie oben beschrieben - ein dauerndes Gefühl der Müdigkeit, Energiemangel, geringe Konzentration und Co. Dass Glukose allein dick macht, ist ein Mythos, und stimmt nicht. Wenn Du kohlenhydratreich isst, produziert Dein Körper Glukose, wandelt also die Nahrung um und verwendet sie für die Muskeln, die Organe, etc. So weit so gut also, doch was passiert mit überschüssige Glukose, die im Moment nicht verbraucht werden kann? Sie werden zu Wärme, da Dein Organismus sie nur unter einem sehr großen Arbeitsaufwand in Fett umwandeln kann, das sich auf die Hüften legen könnte. Da der menschliche Körper so effizient wie möglich mit Energie und den Kalorien umgehen möchte, geschieht dies nicht, weil der Aufwand der Umwandlung im Fett zu groß wäre.

Fazit

Eine Ernährungsform, die rein an Carbs ist, auf tierische Produkte wie Fleisch, Milch, Eier und Co komplett verzichtet und sich dafür auf gesunde pflanzliche Eiweiße und Fette konzentriert, ist nicht nur gut für Deine Figur, sondern auch für Deinen Organismus und deine Gesundheit auf lange Sicht. Denn *Arteriosklerose*, ein erhöhter *Cholesterinspiegel*, schlechte *Blutwerte* und *Adipositas* sind Folgen einer fatalen Ernährung, die viel zu wenige gesunde Kohlenhydrate beinhaltet und daher zu Übergewicht und den sogenannte „Zivilisationskrankheiten" führt.

Wenn Du dieses Konzept mit der Kombination **HighCarb-Roh-Vegan** als neue Ernährungsform durchsetzt und auf lange Dauer hältst, tust Du Deinem Körper nur Gutes und senkst das Risiko für die oben genannten gesundheitlichen Einstellungen. Dabei darfst Du Dich sattessen und musst weder das Gewicht Deiner Mahlzeiten abwiegen noch Kalorien zählen, wie es bei fast allen Diäten der Fall ist. Viele Personen, die inzwischen roh-vegan und HighCarb essen, fühlen sich viel besser als zuvor mit tierischer Ernährung. Sie sind extrem zufrieden mit ihrem Äußeren und fühlen sich wohl in ihrer Haut, viele konnte davor dauerhafte Gewichtsprobleme in den Griff bekommen und nachhaltig abnehmen, ganz ohne Jo-Jo-Effekt. Weder leiden sie durch ihre Lebensweise an Proteinmangel oder anderen Mangelerscheinungen, denn eine rein pflanzliche Ernährungsweise hat das Potenzial, Dir alles zu geben, was Dein Körper braucht, gesunde Fette und Eisen inklusive.

Das Motto, was Du Dir zu Herzen
nehmen solltest, ist:

*"Es kommt darauf an was Du isst,
denn es macht Dich zu dem,
was Du bist".*

Von den richtigen Dingen kannst Du nicht zunehmen, also integriere sie in Deinen Alltag und erlebe selbst eine Veränderung, die Dir und Deinem Körper insgesamt guttut.